寝ながらできる認知症予防❶

1分間
指体操

山崎律子・上野 幸[編]

余暇問題研究所[著]

東郷聖美[絵]

ミネルヴァ書房

はじめに

　日本人男女の平均寿命は約84歳となり、日本は世界有数の長寿国となりました。この長寿の時代を生きる誰もが、元気で生き生きとしてエンジョイした生活を送りたいと願っています。

　そのためには、何もしないでいることは、心にも体にもよくないと分かっています。しかし、何からはじめたらいいのか迷ってしまう人も、少なくないと思います。

　昔から「指を動かすのは、よいことだ」といわれています。近年、指を動かすことにより脳の活性化や認知症の予防だけでなく、運動機能を高める効果があることも認められてきました。特にシニアの方は、意識的に指を動かすことが大切です。

　この本は、このようなことを考えて、いろいろな指体操をまとめてみました。

　何も構える必要はありません。ふと、横になったときでも、イラストを見ながら体操をはじめてみましょう。すぐにはできない指体操もあります。そんなときもにっこり笑って、ゆっくりと進めてください。

　取り組むことで脳はたくさんの刺激を受けて、繰り返していくうちにきっと、心も体も生き生きとしてくることでしょう。

　この本が出来上がるまでには、多くの励ましやご指導、ご協力がありました。深く感謝いたします。

余暇問題研究所
山崎律子・上野 幸

本書の使い方

　この本は、「寝ながらできる認知症予防」をテーマに、横になったまま簡単に取り組める28の体操を収録しています。手の体操を中心に、足の体操やリラックス効果のある体操も盛り込みました。読んで笑える、やってみて楽しめるように、ユーモラスなイラストを交えて解説しています。

体操のページ ▼ p10-p65

　1つの体操を見開き2ページに収め、イラストとともに体操の流れを解説。どんな体操かすぐにわかり、本を開いたまま使用できる構成にしています。1週間で7つ取り組むことを想定して、PART.1から4に28の体操を分類しました。

「手の体操」「足の体操」「リラックス効果のある体操」のどれにあてはまるのか、該当するアイコンに色が着けられています。

体操の難易度を「やさしい」「ちょっとむずかしい」「むずかしい」の3段階でランク付け。取り組むときの目安にしてください。

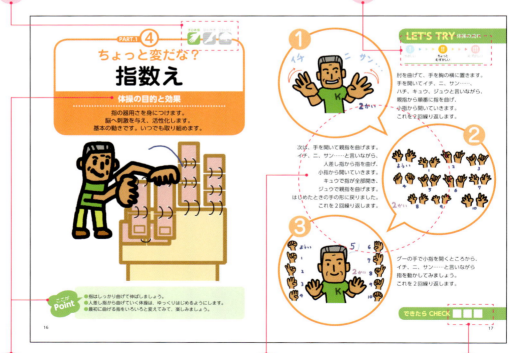

体操の目的と効果、取り組むときのPointをまとめています。

体操の流れは、すべて3ステップで解説しています。

取り組んだ体操には、チェックをつけましょう。

「はじめる前」と「終わった後」
▼
p8-p9

体操をスムーズにはじめて、終了後にはクールダウンすることができるように、「はじめる前」の準備と「終わった後」の息抜きの流れもまとめました。体操前と体操後に、ぜひやってみてください。

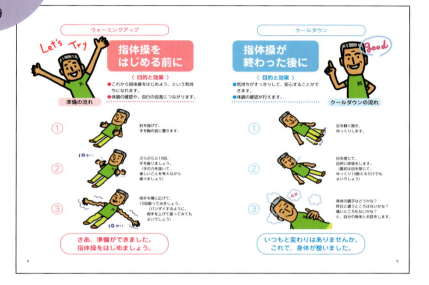

巻末の体操リスト
▼
p66-p67

この本に掲載している体操の種類、難易度が一望できるようにリストをつくりました。体操の全体像を把握するのに活用してください。

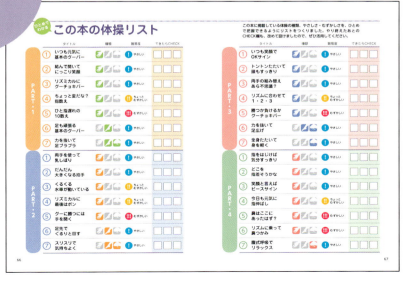

【寝ながらできる認知症予防① １分間 指体操】もくじ

はじめに ……… 3
本書の使い方 ……… 4

指体操をはじめる前に ……… 8
指体操が終わった後に ……… 9

PART.1

① いつも元気に基本のグーパー ………10
② 結んで開いてにっこり笑顔 ………12
③ リズミカルにグーチョキパー ………14
④ ちょっと変だな？ 指数え ………16
⑤ ひと指遅れの10数え ………18
⑥ 足も頑張る基本のグーパー ………20
⑦ 力を抜いて足ブラブラ ………22

PART.2

① 両手を使って乳しぼり ………24
② だんだん大きくなる拍手 ………26
③ くるくる水車が動いている ………28
④ リズミカルに最後はポン ………30
⑤ グーに勝つには手を開く ………32
⑥ 足先でぐるりと回す ………34
⑦ スリスリで気持ちよく ………36

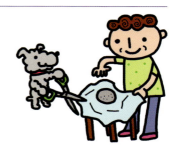

PART.3

① いつも笑顔でOKサイン ………38
② トントンたたいて頭もすっきり ………40
③ 両手の組み替え あら不思議？ ………42
④ リズムに合わせて１・２・３ ………44
⑤ 勝つか負けるかグーチョキパー ………46
⑥ 力を抜いて足広げ ………48
⑦ 全身たたいて身を軽く ………50

PART.4

① 指をはじけば気分すっきり ………52
② どこを指差そうかな ………54
③ 笑顔と言えばピースサイン ………56
④ 今日も元気に指伸ばし ………58
⑤ 鼻はここにあったはず？ ………60
⑥ リズムに乗って鼻つかみ ………62
⑦ 腹式呼吸でリラックス ………64

ひとめでわかる　この本の体操リスト ………66

ウォーミングアップ

Let's Try

指体操を
はじめる前に

〈 目的と効果 〉

● これから指体操をはじめよう、という気持ちになれます。
● 体調の確認や、血行の促進につながります。

準備の流れ

①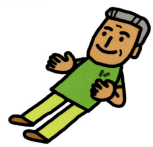

肘を曲げて、
手を胸の前に置きます。

②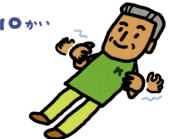

ぶらぶらと10回、
手を振りましょう。
（手の力を抜いて、
楽しいことを考えながら
振りましょう）

③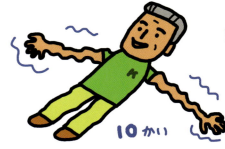

両手を横に広げて、
10回振ってみましょう。
（バンザイするように、
両手を上げて振ってみても
よいでしょう）

**さあ、準備ができました。
指体操をはじめましょう。**

クールダウン

指体操が終わった後に

〈 目的と効果 〉
- 気持ちがすっきりして、安心することができます。
- 体調の確認が行えます。

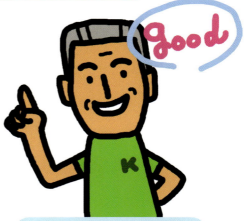

クールダウンの流れ

 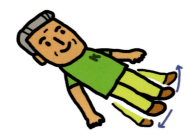

足を軽く開き、
ゆっくりします。

 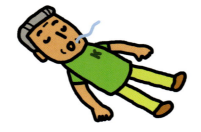

目を閉じて、
自然に呼吸をします。
（最初は目を閉じて、
ゆっくり10数えるだけでも
よいでしょう）

 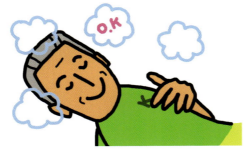

身体の調子はどうかな？
昨日と違うところはないかな？
痛いところもないかな？
と、自分の身体とお話をします。

いつもと変わりはありませんか。
これで、身体が整いました。

PART.1 ①

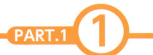 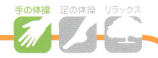

いつも元気に
基本のグーパー

体操の目的と効果

脳へ刺激を与え、活性化します。
手指の器用さを身につけます。
基本の動きです。気がついたときに取り組めます。

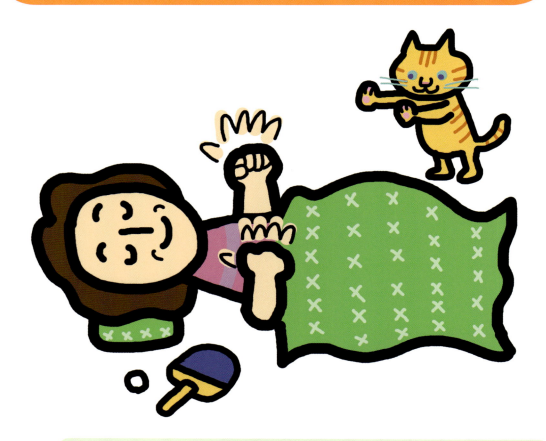

ここが Point
- しっかり握って、しっかり開くことを意識しましょう。
- 慣れてきたら、リズミカルに繰り返します。
- グーパーをした後で、開いたときの手の甲や、手のひらを眺めて、いつもと変わりはないか確かめてみましょう。

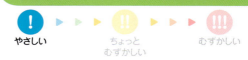

LET'S TRY 体操の流れ

やさしい ▶ ▶ ▶ **ちょっとむずかしい** ▶ ▶ ▶ **むずかしい**

1 肘を曲げて、手を胸の横に置きます。

2 手を握り（グーの手）、手を開きます（パーの手）。この動きを、4回繰り返します。

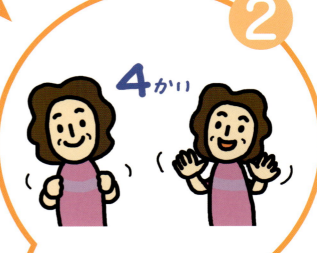

3 少し休んだら、グーパーの動きを、8回繰り返してみましょう。

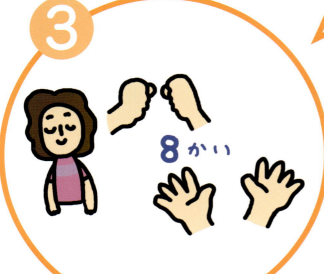

できたら CHECK

PART.1 ② 結んで開いて にっこり笑顔

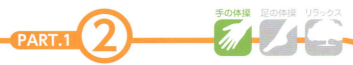

体操の目的と効果

脳へ刺激を与え、活性化します。
手指の器用さを身につけます。
上手にできないときは、まずは笑って楽しみましょう。

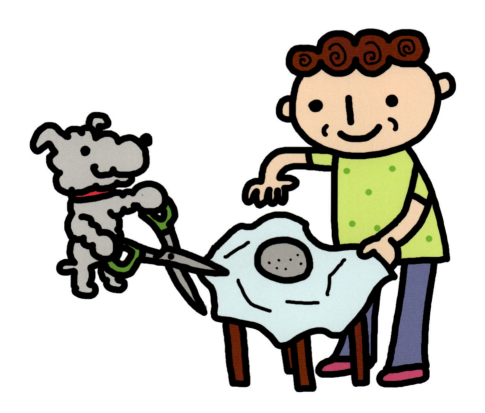

ここがPoint
- 慣れるまでは、両手の形をゆっくり変えましょう。
- チョキは難しい動きです。焦らずにゆっくり取り組んでください。
- 慣れてきたら、ハイの合図ではなく、イチ、ニ、サン……と数えながら、リズミカルにやってみましょう。

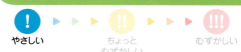

LET'S TRY 体操の流れ

! やさしい ▶▶▶ !! ちょっとむずかしい ▶▶▶ !!! むずかしい

1
肘を曲げて、右手をグー、左手をパーにします。
ハイと言ったら右手をパー、左手をグーに変えます。
これを8回繰り返します。

次は、右手をグー、左手をチョキにします。
ハイと言ったら右手をチョキ、左手をグーに変えます。
これを8回繰り返します。

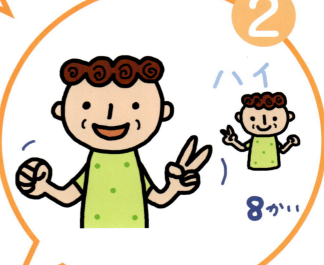

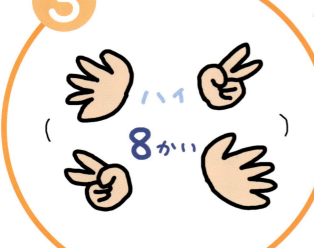

最後は、右手をパー、左手をチョキにします。
ハイと言ったら右手をチョキ、左手をパーに変えます。
これを8回繰り返します。

できたら CHECK ☐☐☐

13

PART.1 ③

リズミカルに グーチョキパー

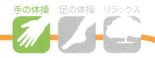

体操の目的と効果

脳へ刺激を与え、活性化します。
手指の運動になります。
リズミカルな流れを楽しめます。

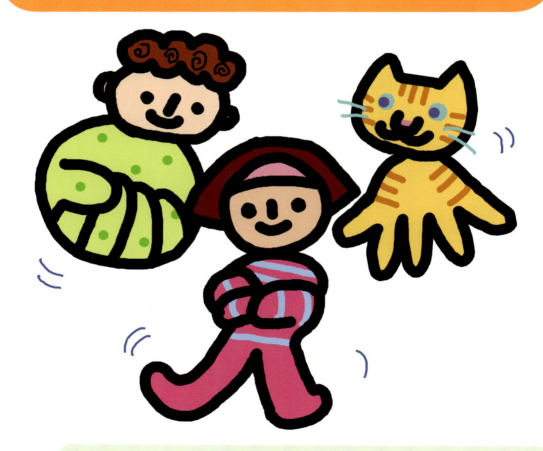

ここが Point
- グーチョキパーの形を、1つひとつしっかり出すようにします。
- 変化したグーチョキパーのリズムを楽しんでみましょう。
- 慣れてきたら、リズミカルに指を動かしてみましょう。

LET'S TRY 体操の流れ

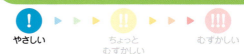

1
グー チョキ パー
5かい

肘を曲げて、手を胸の横に置きます。
グーチョキパー、グーチョキパーと言いながら、
手をその形に動かしてみます。
これを5回繰り返します。

2
グー チョキ パー
グーチョキパー
グーチョキ・グーチョキ
グーチョキパー
3かい

今度はグーチョキパーのリズムを、
グーチョキパー、グーチョキパー、
グーチョキ・グーチョキ、
グーチョキパーと変化させてみます。
これを3回繰り返して、
口ずさんでみます。

3
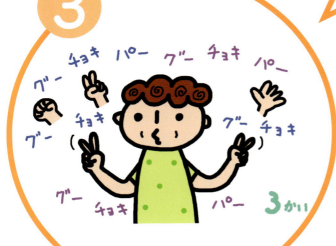

変化したグーチョキパーのリズムに合わせて、
手を動かしてみます。
これを3回繰り返します。

できたら CHECK ☐☐☐

PART.1 ④

ちょっと変だな？
指数え

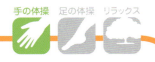

体操の目的と効果

指の器用さを身につけます。
脳へ刺激を与え、活性化します。
基本の動きです。いつでも取り組めます。

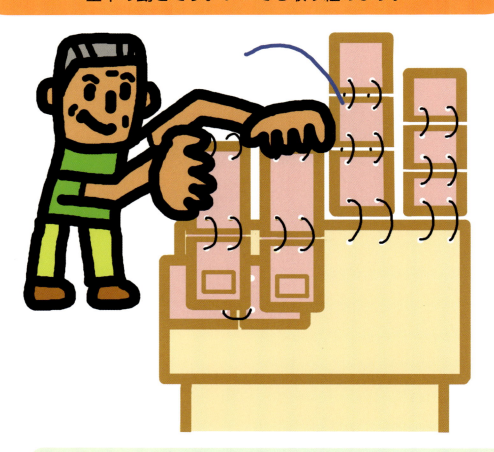

- 指はしっかり曲げて伸ばしましょう。
- 人差し指から曲げていく体操は、ゆっくりはじめるようにします。
- 最初に曲げる指をいろいろと変えてみて、楽しみましょう。

LET'S TRY 体操の流れ

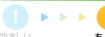

1
肘を曲げて、手を胸の横に置きます。
手を開いてイチ、二、サン……、
ハチ、キュウ、ジュウと言いながら、
親指から順番に指を曲げ、
小指から開いていきます。
これを2回繰り返します。

2
次は、手を開いて親指を曲げます。
イチ、二、サン……と言いながら、
人差し指から指を曲げ、
小指から開いていきます。
キュウで指が全部開き、
ジュウで親指を曲げます。
はじめたときの手の形に戻りました。
これを2回繰り返します。

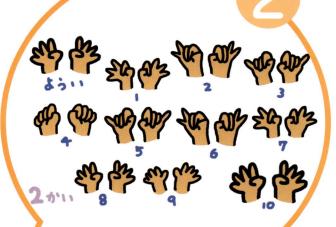

3
グーの手で小指を開くところから、
イチ、二、サン……と言いながら
指を動かしてみましょう。
これを2回繰り返します。

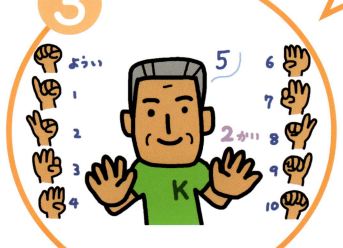

できたら CHECK ☐☐☐

PART.1 ⑤

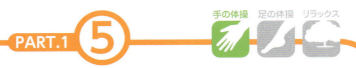

ひと指遅れの 10数え

体操の目的と効果

指の器用さを身につけます。
脳へ刺激を与え、活性化します。
左右の動きの違いにとまどいながら、次第に慣れていきます。

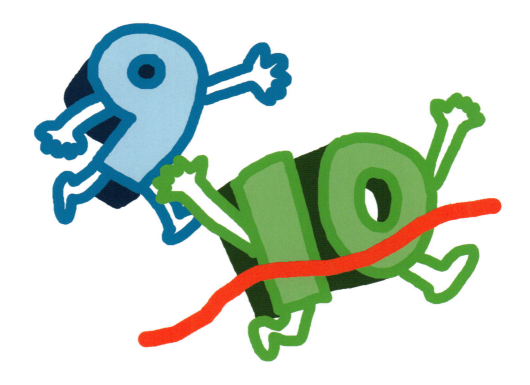

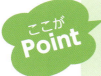

- はじめに、右手だけで練習をしてみましょう。
- ゆっくりと数えながら、指を動かしましょう。
- 特に、数に合わせて小指を動かせているかを、気をつけましょう。

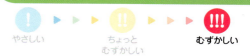

LET'S TRY 体操の流れ

! やさしい ▶ ▶ ▶ !! ちょっとむずかしい ▶ ▶ ▶ !!! むずかしい

1
肘を曲げて、手を胸の横に置きます。
右手は親指を曲げ、
左手はパーの手にします。

2
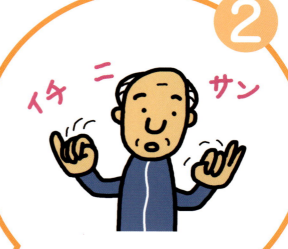

イチ、ニ、サン……と数えながら、
右手は人差し指から、
左手は親指から、
指を曲げていきます。

3
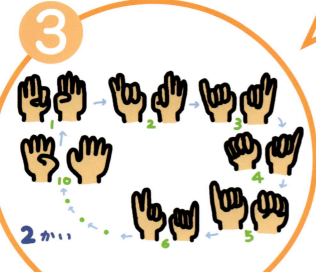

右手はゴで小指を伸ばす動きに、
左手はロクで小指を伸ばす動きに
なります。
ジュウで右手は親指を曲げて、
左手はパーの手に戻ります。
（①のはじめる用意の手です）
このイチからジュウまでを
2回繰り返します。

できたら CHECK ☐☐☐

PART.1 ⑥

足も頑張る
基本のグーパー

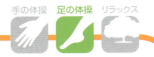

体操の目的と効果

足指の関節の可動範囲を広げます。
脳へ刺激を与え、活性化します。
素足の気持ちよさを感じることができます。

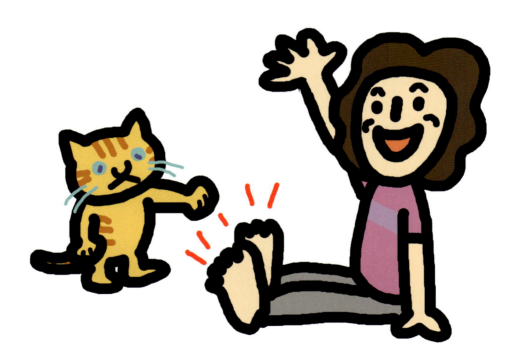

ここがPoint
- 指先を丸めるときも開くときも、力まずに行いましょう。
- 丸めるときと開くときに、息を吐くことを忘れずに。
- 慣れてきたら、グーパーと言いながら5回やってみましょう。

LET'S TRY 体操の流れ

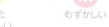

1
足の力を抜いて、
伸ばします。

2
息を吐きながら、指先を丸めて、
イチ、ニ、サンと数えます。

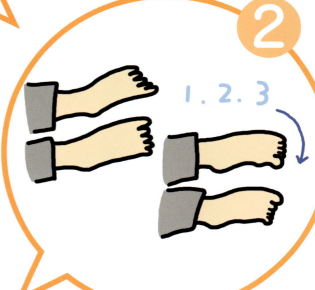

3
息を吐きながら、
ゆっくり指を開いて、
イチ、ニ、サンと数えます。
丸めて開くを3回繰り返します。

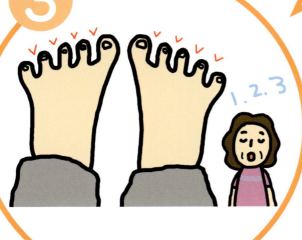

できたら CHECK

PART.1 ⑦

力を抜いて 足ブラブラ

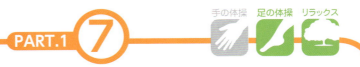

体操の目的と効果

足の血行がよくなります。
リラックス効果があります。
足を少し高いところに置きながら行うと、さらに効果的です。

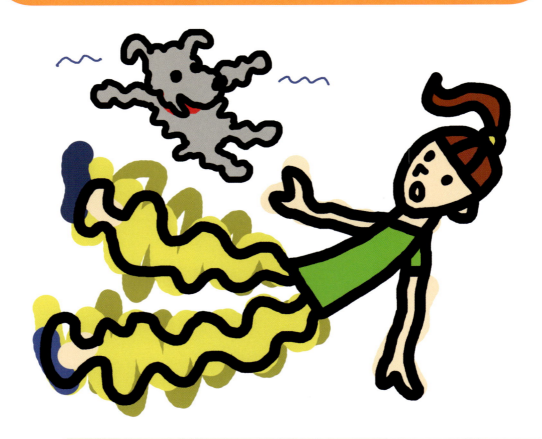

ここが Point
- 小さい声で数を数えながら、ブラブラと足を振ります。
- 足の力を抜くことを意識しましょう。
- ブラブラした後は、気持ちよさを感じましょう。

LET'S TRY 体操の流れ

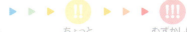
やさしい　ちょっとむずかしい　むずかしい

1 足の力を抜いて、伸ばします。

2 ブラブラと足を振ってみましょう。
足を振ったまま、5まで数えます。

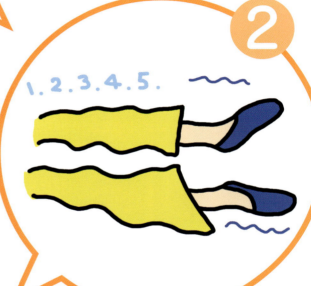

3 少し休んだら、もう一度、
5まで数えながら、
ブラブラと足を振ります。

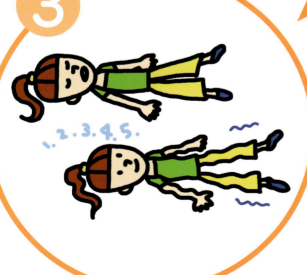

できたら CHECK ☐☐☐

PART.2 ① 両手を使って 乳しぼり

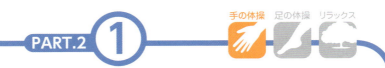

体操の目的と効果

脳へ刺激を与え、活性化します。
指の器用さを身につけます。
指の血行がよくなります。

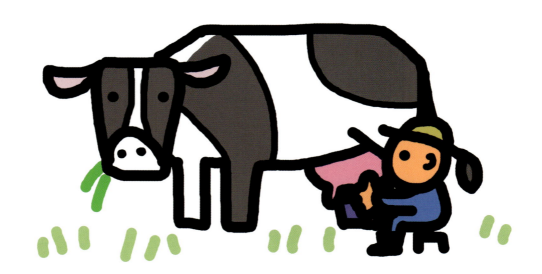

ここがPoint
- 最初のうちは、力を入れすぎないように気をつけましょう。
- 乳しぼりがイメージできない場合は、インターネットなどで調べてみましょう。
- 慣れてきたら、力強く握って勢いよく開くと、効果的です。

LET'S TRY 体操の流れ

 やさしい ちょっとむずかしい むずかしい

肘を曲げて、
手を胸の横に置き、開きます。

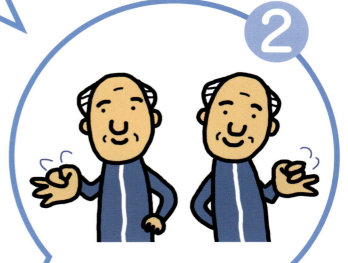

まずは右手の親指、
人差し指と順番にたたんで、
乳しぼりの形をつくっていきます。
次に左手で、
同じようにやってみます。

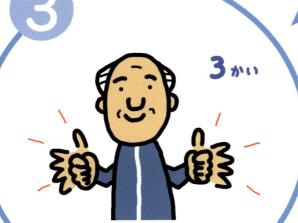

両手で乳しぼりの形をつくる動きを、
3回繰り返します。

できたら CHECK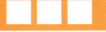

PART.2 ②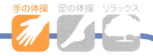

だんだん大きくなる拍手

体操の目的と効果

手指の器用さを身につけます。
脳へ刺激を与え、活性化します。
大きな拍手で、幸せな気持ちを感じられます。

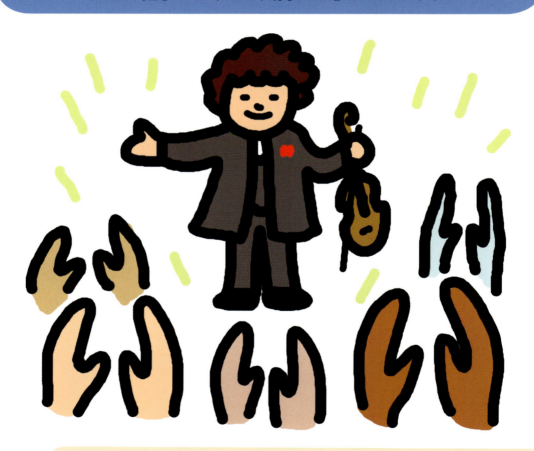

- はじめは軽くたたきましょう。
- だんだん拍手の音が大きくなっていくのを楽しみましょう。
- ３・３・７拍子のリズムでたたいてみるのも面白いです。

LET'S TRY 体操の流れ

やさしい　　　ちょっと　　　むずかしい
　　　　　　むずかしい

1

肘を曲げて、
両手を胸の前に出します。
人差し指を立てて互いに、
トントントントンと
4回たたいてみます。

2

次に、人差し指と中指の2本で
トントントントンと4回、
次は人差し指、中指、薬指の3本で、
さらに次は小指を入れて4本で、
たたきます。

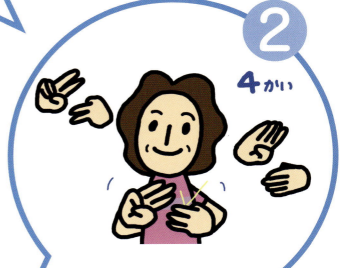

3

最後は5本の指を伸ばして
たたきましょう。
1本指から5本指まで
数を増やしていく拍手を、
4回繰り返します。

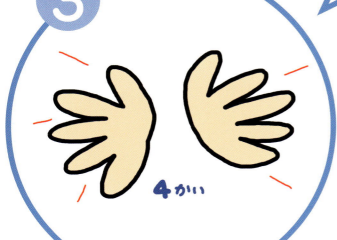

できたら CHECK

PART.2 ③

くるくる
水車が動いている

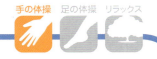

体操の目的と効果

手指の器用さを身につけます。
脳へ刺激を与え、活性化します。
手首の柔軟性がつきます。

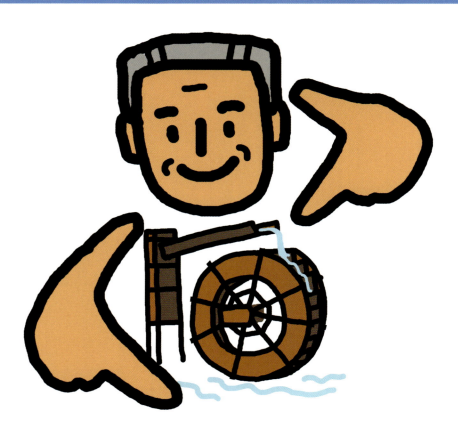

- 指先が離れないように注意します。
- 腕がだいぶ上がってきたら、下ろすようにしましょう。
- くるくるとリズミカルに回してみましょう。

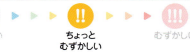

 やさしい ちょっとむずかしい むずかしい

1

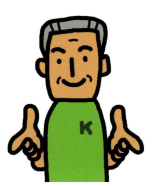

肘を曲げて、
両手を胸の前に出します。
親指と人差し指だけ伸ばします。

2

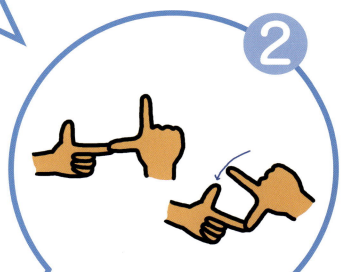

右の親指の指先の内側に、
左の人差し指の内側を
軽くつけます。
その指をつけたまま、
反対の指（親指と人差し指）を
つけます。

3

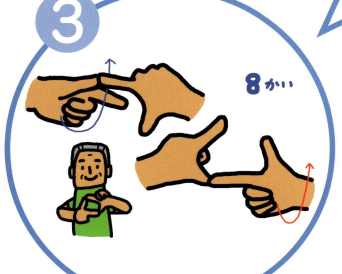

8かい

次に、下側にある指を離して、
手首を回し上に移動させて
その指をつけます。
くるくると8回繰り返します。

できたら CHECK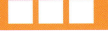

PART.2 ④ リズミカルに最後はポン

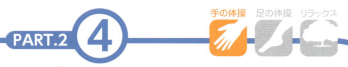

体操の目的と効果

手指の器用さを身につけます。
脳へ刺激を与え、活性化します。
リズミカルにできると、心地よさを感じられます。

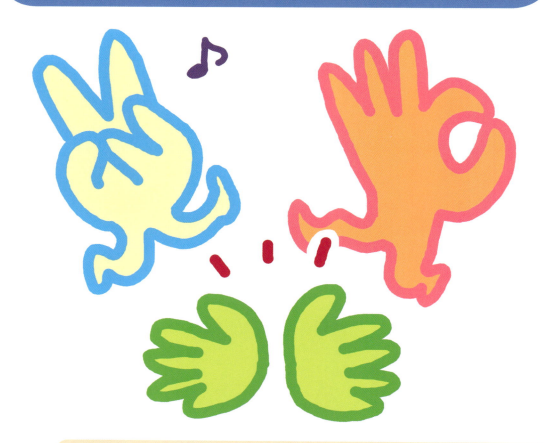

- 1つずつゆっくり指を合わせていきましょう。
- 慣れてきたら、リズミカルに指を動かし手をたたいてみましょう。
- 4拍子の歌などに合わせて動かしてみるのも楽しいです。

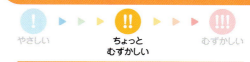

LET'S TRY 体操の流れ

やさしい ▶ ▶ ▶ ちょっとむずかしい ▶ ▶ ▶ むずかしい

1

肘を曲げて、手を胸の横に置きます。
イチと言いながら
親指と人差し指を合わせます。
ニと言いながら親指と中指、
サンで親指と薬指、
シで親指と小指を合わせます。

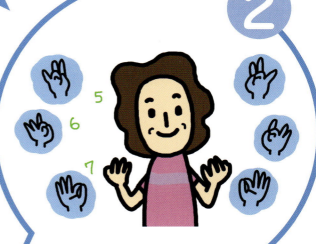

2

次に、ゴで親指と薬指、
ロクで親指と中指、
ナナで親指と人差し指を
合わせます。
これで、人差し指から順番に
親指と合わせていき、
小指から人差し指へ戻りました。

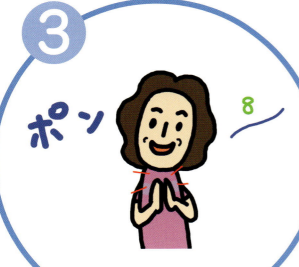

3

ハチで最後にポンと手をたたきます。
人差し指の指合わせからポンまでを、
4回繰り返しましょう。

できたら CHECK ☐☐☐

31

PART.2 ⑤ グーに勝つには 手を開く

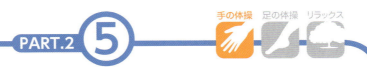

体操の目的と効果

脳へ刺激を与え、活性化します。
指の器用さを身につけます。
笑顔を忘れずにやってみましょう。

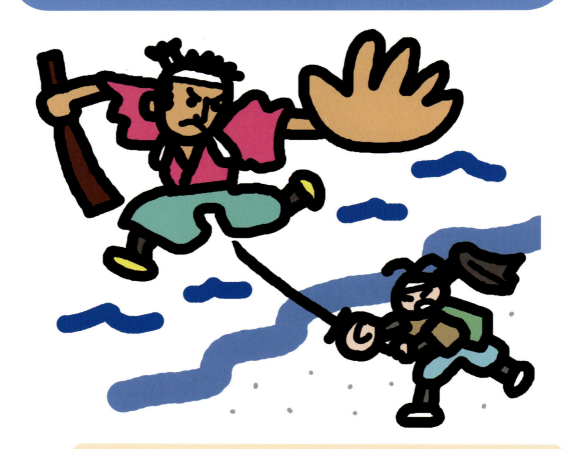

ここがPoint

- グーチョキパーをしっかりと言います。
- 勝つジャンケンだけでなく、負けるジャンケンも出してみましょう。
- 負けるジャンケンは、はじめに言葉でジャンケンの勝ち負けを確認してから、手を動かしましょう。

LET'S TRY 体操の流れ

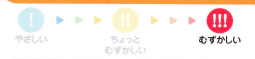

1
グー
グー

肘を曲げて、手を胸の前に置きます。
グーと言いながら
右手をグーにします。
このとき、左手は一呼吸置いて
グーと言いながら、
同じグーの手にします。

2

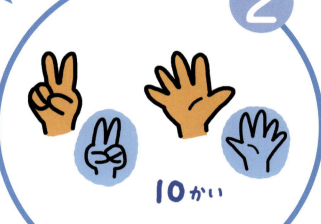

10かい

続けて、チョキ、パーと言いながら、
同じように右手を先に出し、
左手を一呼吸置いて動かします。
好きなジャンケンを言います。
これを10回繰り返します。

3
パー
チョキ
10かい

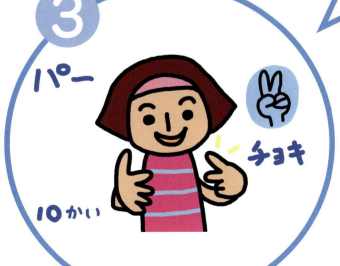

今度は、好きなジャンケンを出し、
一呼吸置いてからそれに勝つ
ジャンケンを出してみましょう。
これを10回繰り返します。

できたら CHECK

PART.2 ⑥

足先で
ぐるりと回す

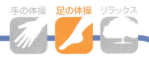

体操の目的と効果

足首の柔軟性がつきます。
足の血行がよくなります。
疲労回復につながります。

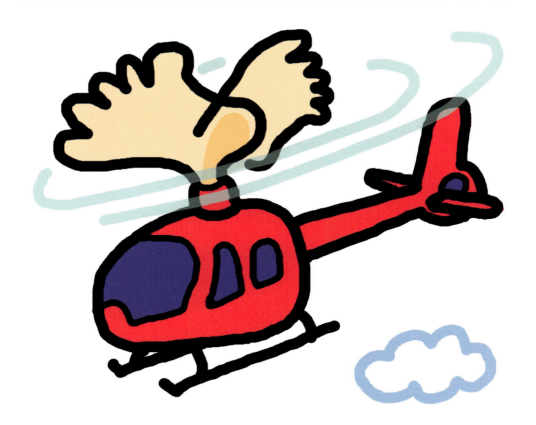

ここがPoint
- フーッと息を吐きながら回してみましょう。
- はじめは小さい円を描くようにします。慣れてきたら大きく回します。
- 反対に回す動きは、ゆっくりとはじめるようにしましょう。

LET'S TRY 体操の流れ

1

足の力を抜いて、
伸ばします。

2

足先で円を描くように、
外側にぐるぐると回します。
これを3回繰り返します。

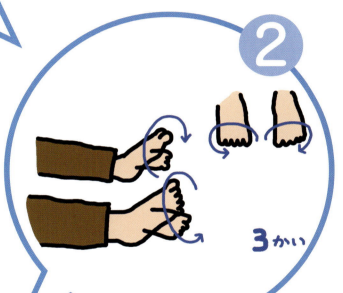

3

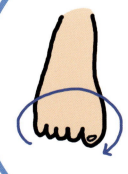

今度は、内側に回してみましょう。
これを3回繰り返します。

できたら CHECK

PART.2 ⑦ スリスリで気持ちよく

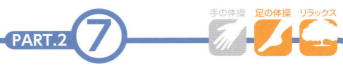

体操の目的と効果

疲労回復につながります。
足の血行がよくなります。
気持ちよさを感じることができます。

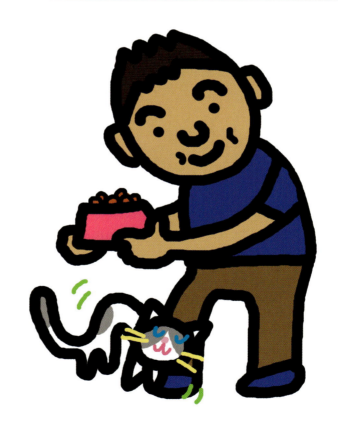

- 無理をせず、小さい動きからはじめましょう。
- 動かす範囲を、いろいろと考えてみましょう。
- 気持ちよさを存分に感じてください。

LET'S TRY 体操の流れ

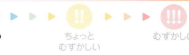

足の力を抜いて、
伸ばします。

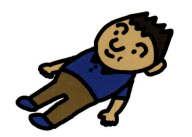

右足を左足の上に重ねます。
（足首から先の部分です）
左足の上で右足を
スリスリと動かしてみましょう。
これを10回繰り返します。

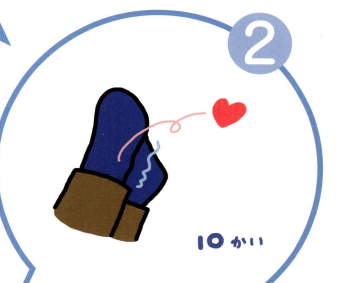

今度は、
左足を右足の上に重ねます。
10回スリスリと
動かしてみましょう。

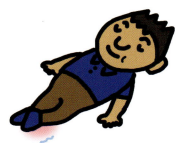

できたら CHECK

PART.3 ①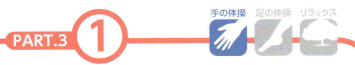

いつも笑顔で
OKサイン

体操の目的と効果

手指の運動になります。
指の器用さを身につけます。
脳へ刺激を与え、活性化します。

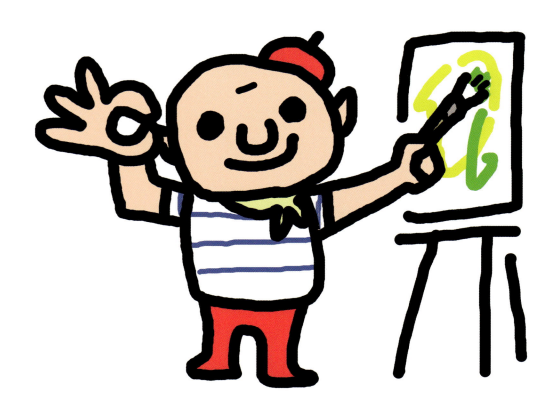

ここがPoint
- 親指と合わせていない指は、伸ばすようにしましょう。
- 力を入れすぎないように指を動かします。
- 「オーケー！」と声を出しながら行うと楽しく、笑顔になれるでしょう。

LET'S TRY 体操の流れ

やさしい　　ちょっと　　むずかしい
　　　　　　むずかしい

1

右手の親指と人差し指の
先を合わせて、
丸（OKサイン）をつくります。

2

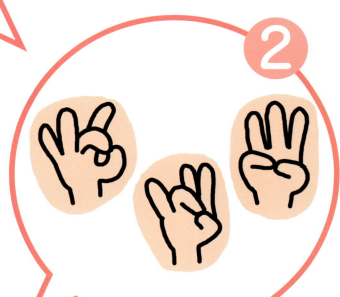

親指を、
中指、薬指、小指と順番に合わせて
OKサインをつくっていきましょう。

3

今度は両方の手で、
OKサインを出してみましょう。
人差し指から小指までを
3回繰り返します。

できたら CHECK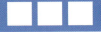

PART.3 ②
トントンたたいて 頭もすっきり

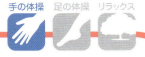

体操の目的と効果

脳へ刺激を与え、活性化します。
手指の器用さを身につけます。
気がついたときに、いつでも取り組めます。

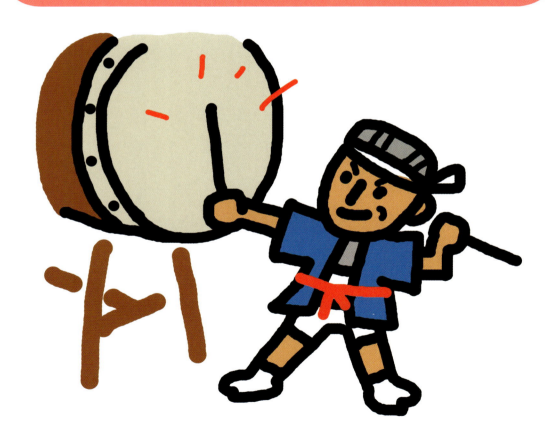

ここが Point
- トントンとしていない指は、しっかりとつけておきましょう。
- 慣れてきたら、打ち合う指は大きく動かします。
- リズミカルに親指から人差し指、中指、薬指、小指とトントンしてみましょう。

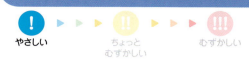

LET'S TRY 体操の流れ

! やさしい ▶▶▶ !! ちょっとむずかしい ▶▶▶ !!! むずかしい

1

肘を曲げて、両手を前に出し、指先を合わせます。

2

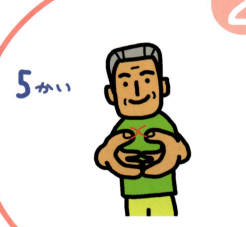

親指の先を離して、トントンと5回打ち合います。

3

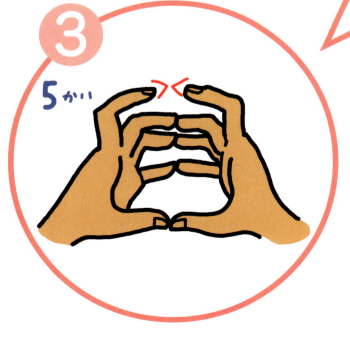

順番に人差し指、中指、薬指、小指をそれぞれトントンと5回打ち合います。親指から小指までのトントンを3回繰り返します。

できたら CHECK ☐☐☐

PART.3 ③ 両手の組み替え
あら不思議？

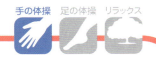

体操の目的と効果

手の器用さを身につけます。
手指の血行がよくなります。
脳へ刺激を与え、活性化します。

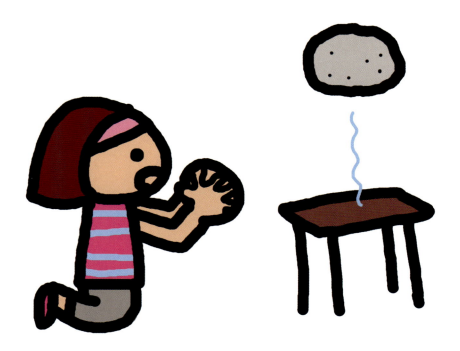

ここがPoint
- はじめはゆっくり試みましょう。
- 不得意な指の組み合わせが、スムーズにできるように練習しましょう。
- 指を組み合わせたとき、互いに挟むようにすると、さらに効果的な刺激になります。

LET'S TRY 体操の流れ

肘を曲げて、
胸の前で両手を組みます。
（どちらの親指が
上になっているかを確認します）

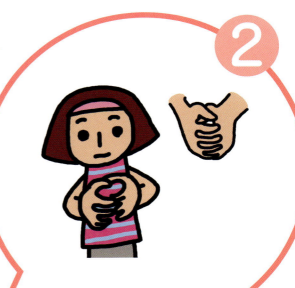

手を離して、
反対の親指が上に来るように
しっかり組み替えます。

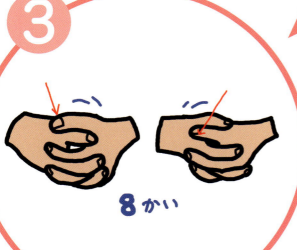

両手の組み替えを
8回繰り返します。

できたら CHECK

PART.3 ④

リズムに合わせて
1・2・3

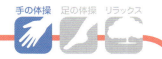

体操の目的と効果

手指の運動になります。
脳へ刺激を与え、活性化します。
リズムよく動かすと、心がウキウキしてきます。

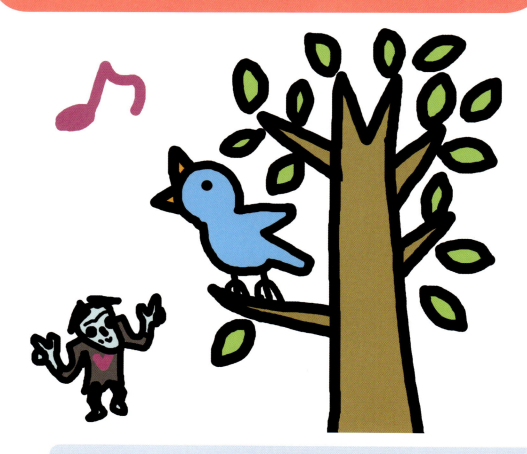

ここがPoint
- 数字はしっかり声に出しましょう。
- 後半の動きは難しくなるので、ゆっくりと動かしましょう。
- シンプルにリズムを楽しみましょう。

LET'S TRY 体操の流れ

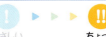

1

1 2と3. 2の4の5
3.1. 2の4の
2の4の 5

はじめに数字とリズムを覚えます。
イチ、ニとサン（1、2と3）、
ニのシのゴ（2の4の5）、
サン、イチ（3、1）、
ニのシのニのシのゴ
（2の4の2の4の5）

2

言えるようになったら、
数字と同じ数の指を出します。
1は人差し指、2は人差し指と中指、
3は人差し指と中指と薬指、
4は人差し指から小指、
5は親指から小指を出します。

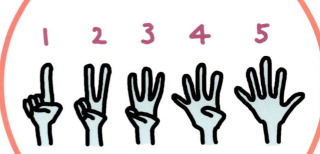

3

いち・にと さ〜ん

3かい

数字と指が合うように、
3回繰り返します。

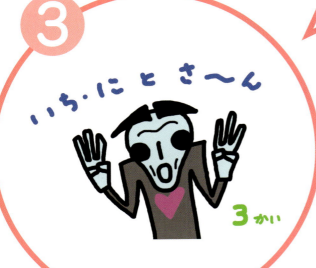

できたら CHECK ☐☐☐

PART.3 ⑤

勝つか負けるか
グーチョキパー

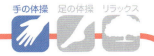

体操の目的と効果

脳へ刺激を与え、活性化します。
手指の器用さを身につけます。
両手をうまく動かせたときに、達成感があります。

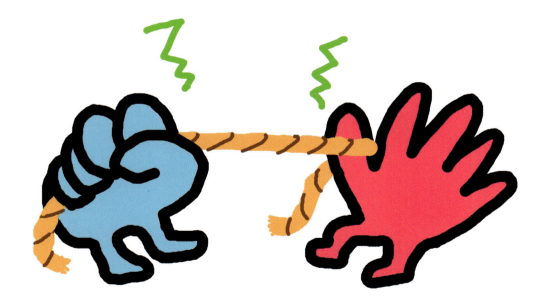

ここがPoint
- リズミカルに両手でジャンケンをしましょう。
- 勝つジャンケンは、ゆっくりグーチョキパーを確認しながら進めます。
- 負けるジャンケンもやってみましょう。

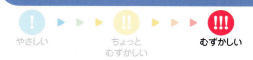

①

肘を曲げて、両手を胸の前に出し、グーチョキパーと出してみます。

②

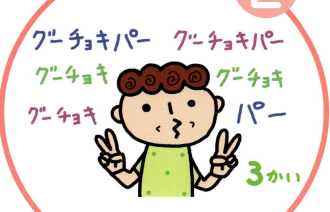

次に、両手で同時に
グーチョキパー、グーチョキパー、
グーチョキ・グーチョキ、
グーチョキパーと出してみます。
これを3回繰り返します。

③

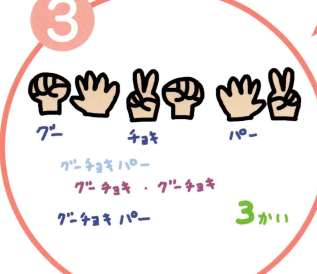

今度は、右手は、②で行った
グーチョキパーのリズムで出します。
左手は、右手に勝つように
出してみましょう。
パーグーチョキ、パーグーチョキ、
パーグー・パーグー、
パーグーチョキになります。
これを3回繰り返します。

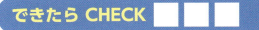

PART.3 ⑥ 力を抜いて 足広げ

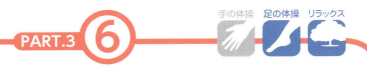

体操の目的と効果

足の血行がよくなります。
股関節の柔軟性がつきます。
疲労回復につながります。

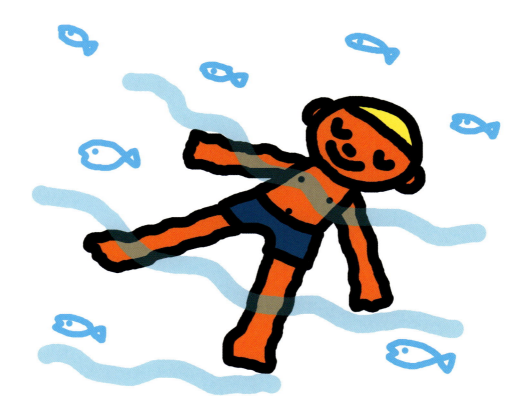

- 足の力を抜いて取り組みましょう。
- フーッと息を吐きながら、足を外側へ伸ばします。
- そけい部（太ももの付け根）に、気持ちよい伸びを感じるようにしましょう。

①

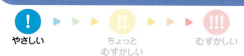

LET'S TRY 体操の流れ

両膝を曲げて立てます。

②

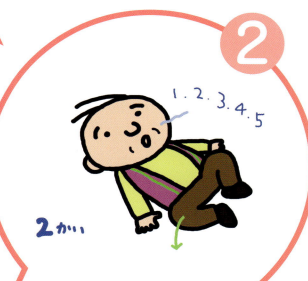

はじめに右足を外に開いて、そけい部を伸ばします。この状態で、ゆっくりと5まで数えます。

③

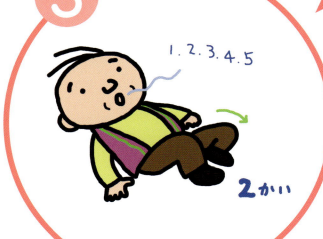

左足も同じように伸ばして、ゆっくりと5まで数えます。左右2回ずつ伸ばして、数えましょう。

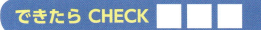

できたら CHECK

PART.3 ⑦ 全身たたいて身を軽く

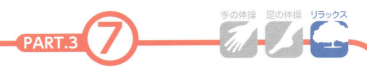

体操の目的と効果

全身の血行がよくなります。
疲労回復につながります。
気分転換に最適です。

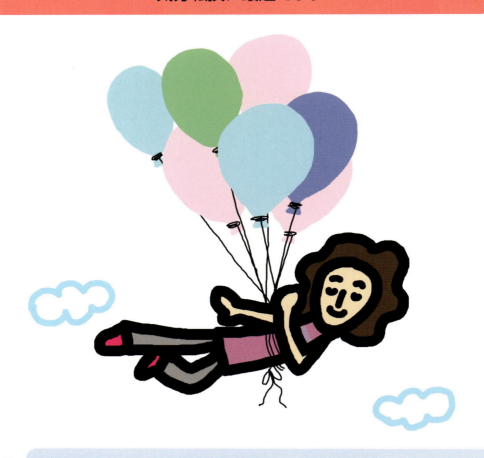

ここがPoint
- 気持ちよく感じることが大切です。
- 足をたたくことができなかったら、PART.1の7『力を抜いて足ブラブラ』、PART.2の7『スリスリで気持ちよく』を一緒にやってみましょう。
- 体をたたいている間も、呼吸は自然に行いましょう。

LET'S TRY 体操の流れ

やさしい　　ちょっとむずかしい　　むずかしい

1 肩から、ポンポンとリズミカルにたたいていきましょう。

2 腕や腰に移ります。

3 手の届く範囲で、ポンポンと体をたたいてください。1箇所を8回たたくようにします。一通りたたき終わったら、肩からもう一度たたいていきましょう。

できたら CHECK

PART.4 ① 指をはじけば 気分すっきり

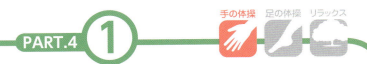

体操の目的と効果

指のはじく力を維持します。
脳へ刺激を与え、活性化します。
懐かしいおはじきを、楽しむ感覚で取り組めます。

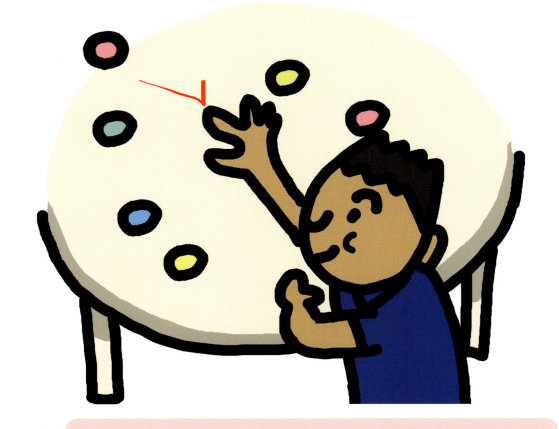

ここが Point

- はじめは、1本ずつゆっくりはじきます。
- 慣れてきたら、力強くはじいてみましょう。
- 順番にはじくだけでなく、ランダムにもはじいてみましょう。

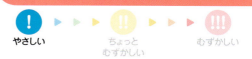

LET'S TRY 体操の流れ

やさしい ▶ ▶ ▶ ちょっとむずかしい ▶ ▶ ▶ むずかしい

1 右手を胸の前に出し、親指の腹に人差し指の先を当てます。

2 おはじきを飛ばすように人差し指をはじきます。

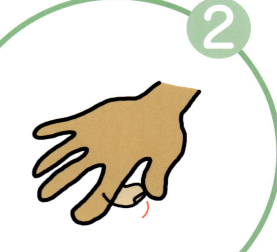

3 次に中指をはじき、順に薬指、小指とはじきましょう。人指し指から小指までの指はじきを3回繰り返します。

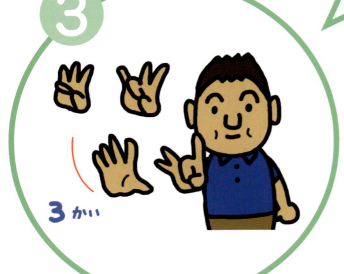

できたら CHECK ☐☐☐

PART.4 ② どこを指差そうかな

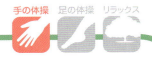

体操の目的と効果

手指、腕の運動になります。
脳へ刺激を与え、活性化します。
駅員さんの指差し確認をイメージすると、楽しくなります。

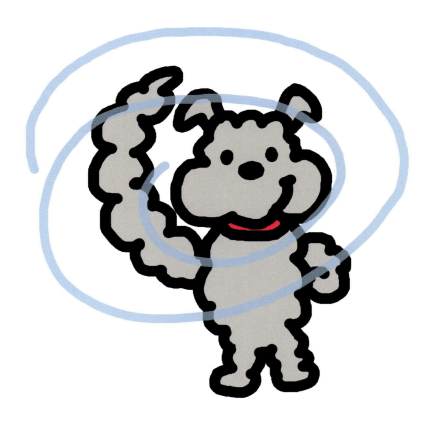

- 慣れてきたら、腕を伸ばして遠くを指差してみましょう。
- 両手一緒に動かしてみましょう。
- 「出発進行！」と掛け声をかけるのも面白いです。

LET'S TRY 体操の流れ

 やさしい ちょっとむずかしい   むずかしい

1 右手の人差し指を立てて、胸の前に出します。

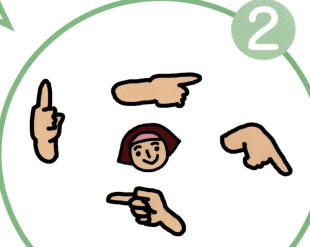

2 上下左右を指差してみましょう。

3 好きな方向を指差してみましょう。
上下左右からはじめて、
好きな方向の指差しまでを、
2回繰り返します。

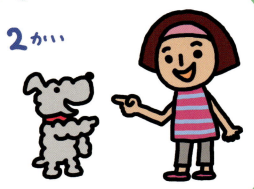

できたら CHECK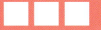

PART.4 ③ 笑顔と言えば ピースサイン

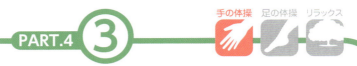

体操の目的と効果

手指の運動になります。
脳へ刺激を与え、活性化します。
指をしっかり伸ばすと、さらに効果的です。

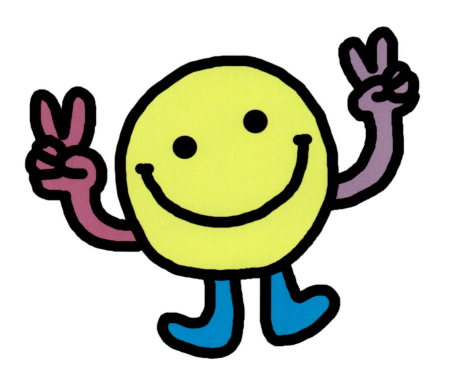

ここがPoint
- 間違えないように、ゆっくりはじめます。
- 慣れてきたら、イチ、ニと掛け声をかけながら、指を変えてみましょう。
- チョキを変える前に、必ず手をグーにしてから出すようにすると、難しくなります。

LET'S TRY 体操の流れ

やさしい　　ちょっとむずかしい　　むずかしい

① 両手の人差し指と中指で、それぞれチョキを出します。

② 次に、人差し指と親指のチョキに変えます。

③ この2種類のチョキを、交互に変えながら出してみましょう。これを4回繰り返します。

できたら CHECK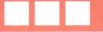

PART.4 ④ 今日も元気に 指伸ばし

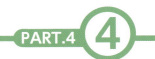 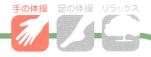

体操の目的と効果

脳を刺激し、活性化します。
手の器用さを身につけます。
野菜の名前をいろいろと考えて楽しめます。

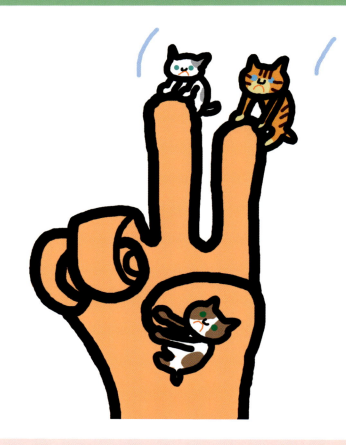

ここがPoint
- 指を伸ばす順番を、5本から4本と逆さまにしてみます。
- 右手の1本からはじめて5本まで伸ばしたら、6本で左手の人差し指を伸ばして、10本まで動かしてみましょう。6本はムカゴ、7本はナナクサ、8本はハクサイ、9本はキュウリ、10本はトウガンなどにします。

LET'S TRY 体操の流れ

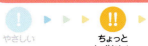

1

両手を出して、1本と言いながら、人差し指を伸ばします。
2本で人差し指と中指、
3本で薬指まで、4本で小指までを伸ばし、5本でパーの手にします。
これを3回繰り返します。

2

今度は、1本のときはイチジク、
2本のときはニンジン、
3本のときはサンショ、
4本のときはシイタケ、
5本のときはゴボウと言いながら、
指を伸ばしていきましょう。
これを3回繰り返します。

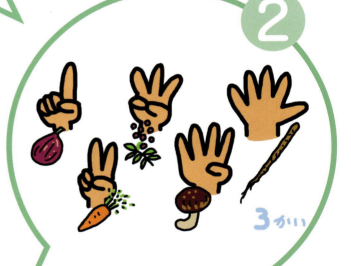

3

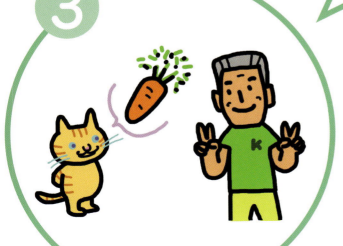

ニンジン、ゴボウなどと言いながら、いろいろと指を伸ばしてみます。

できたら CHECK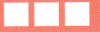

PART.4 ⑤

鼻はここに あったはず？

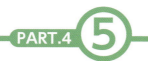 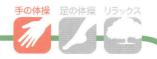

体操の目的と効果

脳へ刺激を与え、活性化します。
手の器用さを身につけます。
笑顔を忘れずにつかんでみます。

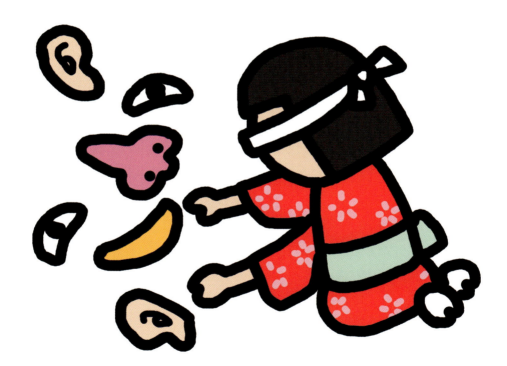

ここが Point
- あまり強くつかまないように、気をつけてください。
- 手を交差させてつかむ動きは、必ず鼻からつかむようにしましょう。
- 焦らずゆっくりと、確認をしながら進めましょう。

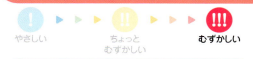

LET'S TRY 体操の流れ

! やさしい ▶ ▶ ▶ !! ちょっとむずかしい ▶ ▶ ▶ !!! むずかしい

1 両手の人差し指と親指を出します。トントンと打ち合ってみましょう。これを10回繰り返します。

10かい

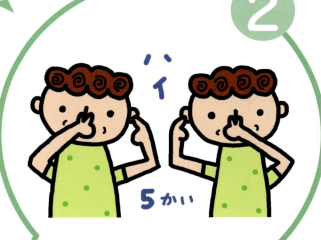

2 次に右手で鼻をつかみ、左手で左の耳をつかみます。ハイと言いながら、左手で鼻を、右手で右の耳をつかみます。同様にハイと言いながら、5回手を変えてください。

5かい

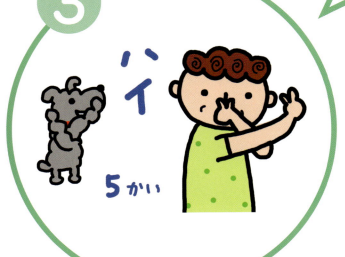

3 今度は右手で鼻をつかみ、左手で右の耳をつかんでみましょう。手が交差した状態になります。ハイと言いながら、左手で鼻を、右手で左の耳をつまみます。同様にハイと言いながら、5回手を変えてください。

5かい

できたら CHECK ☐☐☐

PART.4 ⑥

リズムに乗って
鼻つかみ

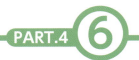 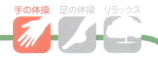

体操の目的と効果

脳へ刺激を与え、活性化します。
手の器用さを身につけます。
リズムを楽しめます。

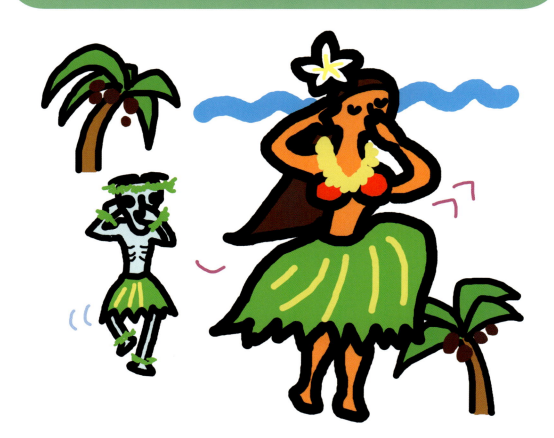

ここが Point

- ゆっくりとはじめます。
- 慣れてきたら、このリズムで手を交差させる鼻と耳つかみをやってみましょう。
- 取り組んでいるうちに楽しくなってきたら、笑いましょう。

LET'S TRY 体操の流れ

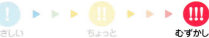

PART.4の5の指と手の動きを、
リズミカルにやってみましょう。

ポンポンと手をたたきます。
たたいたあとに右手で鼻、
左手で左の耳をつかみます。
次にポンポンとたたいたら左手で鼻、
右手で右の耳をつかみます。
リズミカルに手をたたきながら、
交互につかんでみましょう。
これを6回繰り返します。

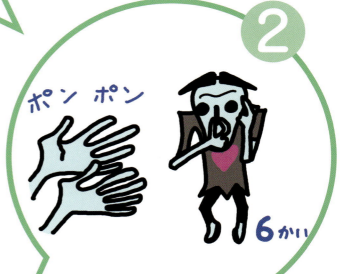

今度は手をポンと1回たたいた後に、
鼻と耳をつかみます。
ポンつかむ、ポンつかむと、
6回繰り返してみましょう。

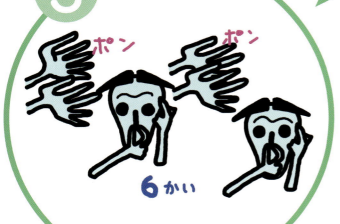

PART.4 ⑦ 腹式呼吸で リラックス

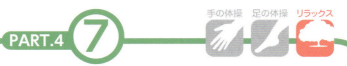

体操の目的と効果

リラックス効果があります
ゆっくりとした大きな呼吸になります。
気持ちが落ち着きます。

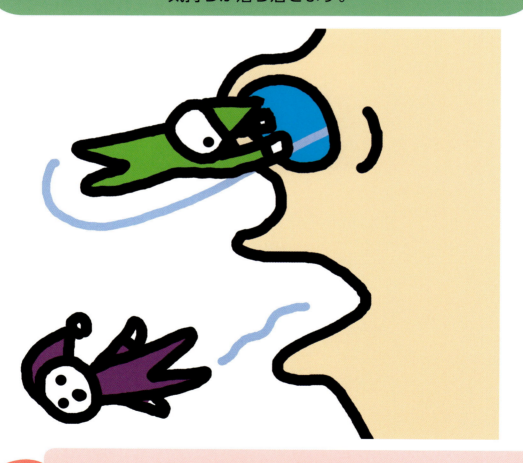

- 大きくゆっくりと呼吸することが大切です。
- 鼻から吸って、口から息を出します。
- 気持ちもゆったりとしたものになるように、心がけましょう。

LET'S TRY 体操の流れ

やさしい　　ちょっと　　　むずかしい
　　　　　　むずかしい

1

足を軽く開き、
ゆっくり伸ばします。

2

おなかに両手を当てます。

3

ゆっくり大きく息を吸います。
　（おなかがふくらみます）
ゆっくり息を吐き出していきます。
　（おなかがへこみます）
これを3回繰り返します。

できたら CHECK ☐☐☐

ひとめでわかる この本の体操リスト

		タイトル	種類	難易度	できたらCHECK		
PART・1	①	いつも元気に 基本のグーパー		！ やさしい	☐	☐	☐
	②	結んで開いて にっこり笑顔		！ やさしい	☐	☐	☐
	③	リズミカルに グーチョキパー		！ やさしい	☐	☐	☐
	④	ちょっと変だな？ 指数え		！！ ちょっと むずかしい	☐	☐	☐
	⑤	ひと指遅れの 10数え		！！！ むずかしい	☐	☐	☐
	⑥	足も頑張る 基本のグーパー		！ やさしい	☐	☐	☐
	⑦	力を抜いて 足ブラブラ		！ やさしい	☐	☐	☐
PART・2	①	両手を使って 乳しぼり		！ やさしい	☐	☐	☐
	②	だんだん 大きくなる拍手		！ やさしい	☐	☐	☐
	③	くるくる 水車が動いている		！！ ちょっと むずかしい	☐	☐	☐
	④	リズミカルに 最後はポン		！！ ちょっと むずかしい	☐	☐	☐
	⑤	グーに勝つには 手を開く		！！！ むずかしい	☐	☐	☐
	⑥	足先で ぐるりと回す		！ やさしい	☐	☐	☐
	⑦	スリスリで 気持ちよく		！ やさしい	☐	☐	☐

この本に掲載している体操の種類、やさしさ・むずかしさを、ひとめで把握できるようにリストをつくりました。やり終えたあとのCHECK欄も、改めて設けましたので、ぜひ活用してください。

		タイトル	種類	難易度	できたらCHECK		
PART・3	①	いつも笑顔で OKサイン		! やさしい			
	②	トントンたたいて 頭もすっきり		! やさしい			
	③	両手の組み替え あら不思議？		! やさしい			
	④	リズムに合わせて 1・2・3		!! ちょっとむずかしい			
	⑤	勝つか負けるか グーチョキパー		!!! むずかしい			
	⑥	力を抜いて 足広げ		! やさしい			
	⑦	全身たたいて 身を軽く		! やさしい			
PART・4	①	指をはじけば 気分すっきり		! やさしい			
	②	どこを 指差そうかな		! やさしい			
	③	笑顔と言えば ピースサイン		! やさしい			
	④	今日も元気に 指伸ばし		!! ちょっとむずかしい			
	⑤	鼻はここに あったはず？		!!! むずかしい			
	⑥	リズムに乗って 鼻つかみ		!!! むずかしい			
	⑦	腹式呼吸で リラックス		! やさしい			

編者紹介

山崎律子（やまざき りつこ）

株式会社余暇問題研究所代表取締役・主席研究員。東京都出身。東海大学大学院体育学研究科修士課程修了（レクリエーション専攻）。1984年に研究所を設立、現在に至る。レクササイズ研修会の主催、地方自治体・民間団体主催の高齢者レクリエーション活動支援法の講演・研修会などに東奔西走。大学・専門学校の非常勤講師、日本レジャー・レクリエーション学会の常任理事、日本老年行動科学会の常任理事。著書に『参加したくなる介護現場のレクリエーション』（中央法規出版）、『シニア世代のための心も体もすっきり体操』（ミネルヴァ書房／編者）など。

上野幸（うえの ゆき）

株式会社余暇問題研究所取締役・主任研究員。東京都出身。東海大学体育学部社会体育学科卒業（レクリエーション、生涯スポーツ専攻）。1984年、山崎とともに研究所を設立、現在に至る。地方自治体で、青少年から高齢者を対象とした幅広い活動実績をもつ。総合型地域スポーツクラブの理事。著書に『介護予防に役立つ筋トレ体操支援マニュアル』（ミネルヴァ書房／編者）など。

イラストレーター紹介

東郷聖美（とうごう せいみ）

絵本作家。女子美術短期大学油絵専攻卒業。高校時代から映画雑誌の似顔絵を長年担当。絵本に『わたしはせいか・ガブリエラ』『みんなくるくるさかのみち』『ひーじー』（ともに福音館書店「こどものとも」）、『ともこちゃんは銀メダル』（ミネルヴァ書房／細川佳代子・お話）など。

株式会社余暇問題研究所

1984年設立。健康・体力づくり、余暇教育・レクリエーションなどの領域についてのコンサルテーション・指導・調査研究などを手がける。

デ ザ イ ン　大野ユウジ（co2design）
Ｄ　Ｔ　Ｐ　レオプロダクト
企 画 編 集　SIXEEDS

寝ながらできる認知症予防①
1分間 指体操

2019 年 10 月 20 日　初版第 1 刷発行　　〈検印省略〉
定価はカバーに
表示しています

編　　　者　山　崎　律　子
　　　　　　上　野　　　幸
著　　　者　余 暇 問 題 研 究 所
発 行 者　杉　田　啓　三
印 刷 者　森　元　勝　夫

発行所　株式会社　ミネルヴァ書房

607-8494 京都市山科区日ノ岡堤谷町 1
電話 075-581-5191／振替 01020-0-8076

©SIXEEDS, 2019　　　　　　モリモト印刷

ISBN978-4-623-08696-2
Printed in Japan